BEI GRIN MACHT SICH IHR
WISSEN BEZAHLT

AF143513

- Wir veröffentlichen Ihre Hausarbeit,
  Bachelor- und Masterarbeit

- Ihr eigenes eBook und Buch -
  weltweit in allen wichtigen Shops

- Verdienen Sie an jedem Verkauf

**Jetzt bei www.GRIN.com hochladen
und kostenlos publizieren**

GRIN ☺

Bibliografische Information der Deutschen Nationalbibliothek:

Die Deutsche Bibliothek verzeichnet diese Publikation in der Deutschen National-
bibliografie; detaillierte bibliografische Daten sind im Internet über http://dnb.d-
nb.de/ abrufbar.

Impressum:

Copyright © 2009 GRIN Verlag, Open Publishing GmbH
Druck und Bindung: Books on Demand GmbH, Norderstedt Germany
ISBN: 9783640467525

Dieses Buch bei GRIN:

http://www.grin.com/de/e-book/138223/haftungsrechtlichen-aspekte-der-uebertra-
gung-von-aerztlichen-aufgaben

Osman Mersinli

Haftungsrechtlichen Aspekte der Übertragung von ärztlichen Aufgaben auf nicht ärztliche Gesundheitsberufe

GRIN Verlag

Institut für Weiterbildung e.V. an der Fakultät Wirtschafts-
und Sozialwissenschaften der Universität Hamburg
Studienfach MBA Gesundheitsmanagement

Haftungsrechtlichen Aspekte der Übertragung von ärztlichen Aufgaben auf nicht ärztliche Gesundheitsberufe

Dr. med. Osman Mersinli

Januar 2009

1 Einführung

1.1 Zielsetzung dieser Arbeit

Der Sachverständigenrat (SVR) zur Begutachtung der Entwicklung im Gesundheitswesen stellte in seinem Gutachten 2007 einen Veränderungsbedarf im Hinblick auf die Zusammenarbeit der an der Gesundheitsversorgung beteiligten fest. Hierbei wurde betont, dass die Rollen der einzelnen Gesundheitsberufe nicht statisch sind und sich im Laufe der Zeit ändern können.[1] Die Empfehlungen des Sachverständigenrates bezüglich der Verbesserung der Zusammenarbeit der Gesundheitsberufe wurden von der Bundesregierung in ihren Entwurf des Pflege-Weiterentwicklungsgesetzes (PfWG) aufgenommen,[2] welcher am 1. Juli 2008 im Bundestag verabschiedet wurde.[3] Neben der bereits praktizierten Delegation ärztlicher Aufgaben ist durch die Änderungen im SGB V an § 63 nun auch die Substitution ärztlicher Tätigkeit durch angehörige andere Gesundheitsberufe möglich. Diese Neuerungen haben sowohl aus berufspolitischer wie aber auch aus rechtlicher Sicht eine gewisse Brisanz, wie der SVR betonte und sollen erst einmal im Form von Modellprojekten erprobt werden.

Im Rahmen dieser Seminararbeit werden die rechtlichen Regelungen für die Heilberufe mit dem Fokus auf haftungsrechtlichen Aspekten der Übertragung ärztlicher Aufgaben auf andere Gesundheitsberufe dargestellt. Des Weiteren werden die Hintergründe der Entstehung der Modellvorhaben nach § 63 Abs. 3c SGB V mit der Substitution noch zu definierender ärztlicher Tätigkeit erörtert. Nach Darstellung der Positionen von Sachverständigenrat, Ärzteschaft, Pflege und Krankenhausträgern zu den Möglichkeiten und Grenzen der Übertragbarkeit ärztlicher Aufgaben erfolgt die Überprüfung der Übertragbarkeit bestimmter ärztlicher Tätigkeiten entsprechend den geltenden Regelungen und der bisherigen richterlichen Rechtsauslegung.

1.2 Substitution und Delegation: eine Begriffsbestimmung

Bei der Art der Übertragung von Aufgaben werden Delegation und Substitution und anhand des Ausbildungsgrades der Beteiligten horizontale (der Ausbildungsgrad von Überträger und Empfänger ist gleich, z. B. Aufgabenverschiebungen zwischen Facharztgruppen) und vertikale Übertragung (bei ungleichen Ausbildungsgraden, z. B. Aufgabenverschiebungen von Ärzten auf die Pflege) unterscheiden.

---

[1] homepage SVG: „Sachverständigenrat zur Begutachtung...", S. 39 ff.
[2] homepage DIP, Drucksache 16/7439 16.
[3] homepage Bundesgesetzblatt, BGBl I Nr. 20 vom 30. Mai 2008, S. 874 ff.

Der Begriff der Delegation stammt aus dem juristischen Kontext und bedeutet eine Übertragung von beruflichen Tätigkeiten von einer Berufsgruppe auf eine andere. Die Übertragung wird hierbei jeweils angeordnet. Eine Delegation kommt einer zeitlich befristeten Substitution gleich. Allerdings kann Sie im Gegensatz zur Substitution aber zurückgenommen werden. Es findet also keine dauerhafte Übertragung von Aufgaben statt.

Der Begriff der Substitution stammt aus der Ökonomie und wird als das Ersetzen von Gütern oder Produktionsfaktoren verstanden, die gleiche Aufgaben bzw. denselben Zweck erfüllen. Bei der Substitution von Aufgaben werden bestimmte Tätigkeitsinhalte einer Berufsgruppe von einer anderen gänzlich übernommen. Eine Substitution ist nur möglich, wenn die entsprechenden Aufgaben nicht durch Tätigkeitsvorbehalte geschützt sind.[4]

Im Klinikalltag wird bei der Übertragung ärztlicher Tätigkeiten an nichtärztliche Berufsgruppen in der Regel von Delegation gesprochen. Im Rahmen der Modellvorhaben geht es um die Substitution ärztlicher Tätigkeiten durch Angehörige anderer Gesundheitsberufe.

---

[4] homepage SVR: „Sachverständigenrat...", S.91.

2 Neuordnung der Arbeitsteilung zwischen den Gesundheitsberufen

Die Rahmenbedingungen der Gesundheitsversorgung ändern sich fortwährend. Die Politik versucht diesen Erfordernissen durch entsprechende Reformen zu begegnen.[5] Zuletzt ist am Anfang Juli 2008 das Pflege-Weiterentwicklungsgesetz in Kraft getreten. Durch diese Reform soll insgesamt die Gesundheitsversorgung der Menschen in Deutschland, besonders aber die Pflegesituation für die Betroffenen verbessert werden.[6] Ein Teilziel des PfWG ist die Auflockerung des in Deutschland weitgefassten Arztvorbehaltes durch Übertragung ärztlicher Tätigkeiten auf andere Gesundheitsberufe. Die Grundlage hierfür ist in § 63 Abs. 3b und 3c SGB V niedergeschrieben. Hiernach dürfen künftig auch Angehörige nicht ärztlicher Gesundheitsberufe im Rahmen von Modellvorhaben bislang unter Arztvorbehalt stehende Leistungen anordnen, durchführen und mit den Krankenkassen abrechnen.

2.1 Empfehlungen des Sachverständigenrates

Der Sachverständigenrat (SVR) ist ein mit sieben interdisziplinären Ratsmitglieder besetztes Gremium, der im Auftrag des Bundesministeriums für Gesundheit (BMG) alle zwei Jahre die Entwicklung im Gesundheitswesen sowohl aus medizinischer wie auch aus wirtschaftlicher Sicht analysiert und dem BMG dementsprechend ein Gutachten vorlegt. Die Empfehlungen des SVR dienen dabei als Basis zur Entwicklung von geeigneten Maßnahmen zur Verbesserung der Gesundheitsversorgung. Die Rechtsgrundlagen für die Tätigkeit des Sachverständigenrates sind in § 142 SGB V formuliert.[7]

Im seinem letzten Gutachten hat sich der SVR mit der Neustrukturierung der Aufgabenverteilung zwischen den Gesundheitsberufen beschäftigt und in diesem maßgebliche Empfehlung für die Neustrukturierung der Aufgabenverteilung zwischen den Gesundheitsberufen formuliert: *„Es empfiehlt sich, wegen der Brisanz der Veränderung der Aufgabenverteilung mit kleinen Schritten zu beginnen: Im ersten Schritt können über den Weg der Delegation ärztliche Aufgaben an nicht-ärztliche Gesundheitsberufe abgegeben werden. Im zweiten Schritt sollten regionale Modellprojekte zur Veränderung des Professionenmix und zur größeren Eigenständigkeit nicht-ärztlicher Gesundheitsberufe durchgeführt und evaluiert werden. Wenn diese Modellprojekte ihre Praktikabilität beweisen, erfolgt im dritten Schritt eine breitere Einführung der Neuerung. Der*

---

[5] homepage GKV: „Gesundheitsreformen..."
[6] homepage BMG: „Pflegereform 2008 im Überblick."
[7] homepage SVR: „Sachverständigenrat...", Gesetzliche Grundlagen

Rat empfiehlt die Verankerung einer Modellklausel zur stärkeren Einbeziehung nicht-ärztlicher Gesundheitsberufe in die Gesundheitsversorgung. "[8]. Diese Empfehlungen wurden von der Bundesregierung aufgenommen und im Rahmen des PfWG in § 63 Abs. 3b und 3c umgesetzt.

2.2 Hintergründe der Neustrukturierung der Zusammenarbeit

Nach den aktuellen Prognosen des statistischen Bundesamtes ist aufgrund der demografischen Alterung in den nächsten Jahrzehnten bei rückläufigen Bevölkerungszahlen gleichzeitig mit einem Anstieg der Zahl der Pflegebedürftigen und der in Krankenhäusern behandelten Patienten auszugehen.[9] Das wird zu einer erhöhten Nachfrage sowohl pflegerischer wie auch ärztlicher Gesundheitsdienstleistungen und damit einhergehend zu einer Zunahme der Gesundheitsausgaben führen.[10] Diese Prognosen zeigen bereits, dass aus gesundheitsökonomischen Erwägungen eine effiziente Allokation von Personalressourcen im Gesundheitssystem sowie Maßnahmen zur Personalkostensenkung notwendig erscheinen.

Bei einer relativ hohen Ärztedichte in Deutschland ist gleichzeitig eine Überalterung der Ärzteschaft festzustellen.[11] Obwohl die Zahl der Approbierten Ärzte in den letzten Jahren zugenommen hat nimmt gleichzeitig die Zahl der Absolventen der Humanmedizin weiter ab.[12] Insgesamt wird für die Zukunft ein Ärztemangel prognostiziert.[13] Insbesondere in ländlichen Gebieten macht sich das bereits heute bemerkbar.[14] Diese Befunde und Prognosen lassen einen zunehmenden Ärztemangel für die Zukunft annehmen.

Nach einer Studie vom RWI vom Januar 2009 werden im Gesundheitssystem weiterhin Effizienzreserven von 5-10% vermutet[15]. Der Anteil der Gesundheitsausgaben am Bruttoinlandsprodukt lag 2006 bei 10,6%., entsprechend etwa 250 Mrd. €. Davon sind in Krankenhäusern etwa 62% Personalkosten (2006; 1991 noch 67%).[16] Der hohe Anteil an

---

[8] Gutachten 2007, Rn. 260, S. 178.
[9] homepage Statistisches Bundesamt Deutschland: Demografischer Wandel...Heft 2, S. 5ff.
[10] Leidl, R. (2003): S. 349-366.
[11] homepage Statistisches Bundesamt: „Gesundheit: Ausgaben..., Pressemappe."
[12] Kopetsch, T (2008): S. 985 ff.
[13] Flintrop, J (2008): S.1471.
[14] homepage BÄK: „ Hoppe: Mediziner werden...".
[15] homepage RWI: „Effizienzreserven im Gesundheitssystem"
[16] homepage Statistisches Bundesamt

Personalkosten führt dazu, dass die vermuteten Effizienzreserven im Bereich des Personals gesucht werden.

Unter der Vorstellung einer höheren Effizienz und Kostensenkung im Gesundheitssystem wurden in den letzten Jahren viele Krankenhäuser privatisiert. Der Anteil privater Krankenhäuser an allen Kliniken in Deutschland hat sich so in den letzten 15 Jahren auf über 27% nahezu verdoppelt und es wird eine weitere Zunahme erwartet.[17] Die Privatisierung von Krankenhäusern folgt dem allgemeinen Privatisierungstrend, der Ende der siebziger Jahre eingesetzt hat. Die wirtschaftsliberale Vorstellung, dass eine Privatisierung von Unternehmen oder ganzen Branchen regelhaft zu mehr Wirtschaftlichkeit und Effizienz führt, kann als widerlegt gelten.[18] Die Privatisierung rückt aber den Fokus der Betrachtung von Unternehmen bedingt durch die Interessen der Eigner verstärkt auf Gewinn und Wirtschaftlichkeit. Auch im SGB V ist die Forderung nach der Wirtschaftlichkeit der Gesundheitsversorgung im Rahmen der GKV an vielen Stellen formuliert. Entsprechend den gesetzlichen Regelungen ist zum Zwecke der Überprüfung und Steuerung von Qualität und Wirtschaftlichkeit auch das Institut für Qualität und Wirtschaftlichkeit im Gesundheitswesen eingerichtet worden.[19] In Ihrer Summe haben die stärkere Fokussierung auf wirtschaftliche Aspekte der Gesundheitsversorgung zu einer stärker ökonomisch beeinflussten Definition des Arztberufes und somit auch einer sich hieraus ergebenden Aufgabenverteilung zwischen den Gesundheitsberufen geführt.[20]

---

[17] homepage WSI:" Kliniken: Weniger Pflege für mehr Patienten".
[18] von Weizsäcker et al. (2006).
[19] homepage IQWiG
[20] Rudolphi, M (2007): S.1957.

3   Rechtliche Rahmenbedingungen der Aufgabenteilung

Für die praktische Umsetzbarkeit der neuen Aufgabenteilung der Gesundheitsberufe (Heilberufe) spielen die gesetzlichen Rahmenbedingungen eine wichtige Rolle. Im Folgenden werden die für die Heilberufe wesentlichen Rechtsgebiete kursorisch erwähnt und die in diesem Themenzusammenhang Regelungen im SGB V sowie im Haftungsrecht umfänglicher ausgeführt.

3.1 Heilberufsrecht

Die Regelungen zu den Gesundheitsberufen werden in der Literatur als Heilberufsrecht zusammengefasst und umfassen berufsspezifische, aber auch allgemeine Regelungen. Die Rechtsprechung im Bereich der Heilberufe ist historisch gewachsen und stellt kein abgeschlossenes Rechtsgebiet dar.[21] Unter die spezifischen Regelungen fallen eine Reihe von bundes- und landesrechtlichen Regelungen und Satzungen sowie EU-Richtlinien. Die allgemeinen Normen, die beispielsweise für Fragen der Berufsausbildung und Berufsausübung relevant sind, umfassen Regelungen des Strafrechts, des Zivilrechts, des Sozialrechts und des Haftungsrechts.[22]

Im Heilberufsrecht gibt es keine Normen, die das unmittelbare ärztliche Tätigkeitsfeld beschreiben.[23] Behelfsweise wird häufig die Definition von Heilkunde im Heilpraktikergesetz (HPG) von 1939 zur Beschreibung herangezogen: *„Ausübung der Heilkunde im Sinne dieses Gesetzes ist jede berufs- oder gewerbsmäßig vorgenommene Tätigkeit zur Feststellung, Heilung oder Linderung von Krankheiten, Leiden oder Körperschäden bei Menschen, auch wenn sie im Dienste von anderen ausgeübt wird"* (§ 1 Abs. 2 HPG). Die Ausübung der Heilkunde ist durch den Heilkundevorbehalt nach § 1 Abs. 1 HPG lediglich Ärzten und Personen mit entsprechender Erlaubnis gestattet. Andere Berufsgruppen werden dadurch von der Ausübung der Heilkunde ausgeschlossen. Dieser Arztvorbehalt ist auch in § 15 Abs.1 und § 28 Abs.1 Satz 2 SGB V niedergeschrieben. Im Heilkunderecht werden die Stellung und der Aufgabenbereich nicht-ärztlicher Gesundheitsberufe nicht benannt und auch Fragen der Zusammenarbeit zwischen Ärzten und Nicht-Ärzten werden nicht geklärt.[24]

---

[21] homepage SVR: „Sachverständigenrat...", S.94.
[22] Schnitzler (2004)
[23] Hahn (1981)
[24] Schreiber (2006)

3.2 Sozialrecht

Im fünften Buch des Sozialgesetzbuchs (SGB V) sind alle Bestimmungen zur gesetzlichen Krankenversicherung (GKV) formuliert. Hier werden der Zutritt zum Gesundheitsmarkt, die Integration der Gesundheitsberufe sowie Ihre Finanzierung geregelt[25]. Den Ärzten kommt dabei eine zentrale Rolle im Versorgungsgeschehen zu, da die Leistungserbringung anderer Gesundheitsberufe über das Verschreibungsmonopol der Ärzte nach § 15 Abs. 1 SGB V geregelt wird. Diese Regelung, die bisher alle anderen Gesundheitsberufe von der unmittelbaren Leistungserbringung ohne ärztliche Verordnung im Rahmen der GKV ausschließt ist allerdings verfassungsgemäß: das Bundesverfassungsgericht hat dies mit dem Argument begründet, dass das von der Reichsversicherungsordnung (RVO) und in der Folge vom SGB V verfolgte Ziel ein Gemeinschaftsbelang ist.[26] Das Grundrecht des Patienten auf Leben und körperliche Unversehrtheit erfordere es, dass sich das Leistungsrecht der gesetzlichen Krankenversicherung schützend und fördernd vor die Rechtsgüter des Patienten stelle. Dabei komme dem Arzt die verantwortliche Einleitung, Durchführung und Überwachung der Krankenbehandlung zu.[27] Das wird sich aber möglicherweise in der Zukunft anders darstellen. Denn, seit Inkrafttreten des PfWG ist, vorerst im Rahmen von Modellvorhaben, die eigenständige Leistungserbringung sowie die selbständige Heilberufliche Tätigkeit auch für andere Gesundheitsberufe möglich.

Im Einzelnen sind nach § 63 Abs. 3b SGB V die Verordnung von bislang nur ärztlich verordnungsfähigen Leistungen wie Verbandsmittel und Pflegehilfsmittel und die selbständige inhaltliche Ausgestaltung der ärztlich verordneten häuslichen Krankenpflege sowie nach $ 63 Abs. 3c SGB V die Substitution ärztlicher Aufgaben mit selbständiger Ausübung der Heilkunde durch Angehörige anderer Gesundheitsberufe möglich. Der Formulierung zur Substitution ärztlicher Tätigkeiten in § 63 Abs 3c lautet: *„Modellvorhaben nach Absatz 1 können eine Übertragung der ärztlichen Tätigkeiten, bei denen es sich um selbständige Ausübung von Heilkunde handelt und für die die Angehörigen der im Krankenpflegesetz geregelten Berufe auf Grund einer Ausbildung nach § 4 Abs. 7 des Krankenpflegesetzes qualifiziert sind, auf diese vorsehen. Satz 1 gilt für die Angehörigen des im Altenpflegesetz geregelten Berufes auf Grund einer Ausbildung nach § 4 Abs. 7 des Altenpflegesetzes entsprechend. Der Gemeinsame Bundesausschuss legt in Richtlinien fest, bei welchen Tätigkeiten eine Übertragung von*

---

[25] Döhler (1997)
[26] Beschluss v. 10.05.1988 - 1 BvR 111/77-NJW 1988, 2292(2293)=ArztR 1989,196
[27] Beschluss v. 06.12.2006 - 1 BvR 347/98-Rn 55, 57, ArztR 2007, 10

Heilkunde auf die Angehörigen der in den Sätzen 1 und 2 genannten Berufe im Rahmen von Modellvorhaben erfolgen kann. Vor der Entscheidung des Gemeinsamen Bundesausschusses ist der Bundesärztekammer sowie den maßgeblichen Verbänden der Pflegeberufe Gelegenheit zur Stellungnahme zu geben. Die Stellungnahmen sind in die Entscheidungen einzubeziehen. "

Die Voraussetzung für die Übertragung jedweder ärztlicher Tätigkeit ist eine entsprechende Qualifikation der nicht ärztlichen Mitarbeiter. Das gilt für Delegation wie Substitution gleichermaßen. Entsprechende Änderungen im Krankenpflegegesetz und Altenpflegegesetz (KrPflG § 1-18; AltPflG § 1-19) sollen die entsprechende fachliche Qualifizierung der nicht-ärztlichen Gesundheitsberufe zur Erlangung der erforderlichen erweiterten Kompetenzen für die neuen, übertragenen Aufgaben sicherstellen. Vor der endgültigen Festlegung von Richtlinien zu Art und Umfang der Übertragung von Aufgaben erhalten die Bundesärztekammer sowie die maßgeblichen Pflegeverbände die Möglichkeit zur Stellungnahme. Der Sachverständigenrat hat bereits im Vorfeld der Entwicklung dieser Gesetze auf die Herausforderungen haftungsrechtlicher Fragestellungen bei der Umsetzung von Modelvorhaben hingewiesen.[28]

3.3   Arzthaftungsrecht

Die Berufsausübung der Heilberufe wird stark durch das Haftungsrecht bestimmt[29], wobei Arzthaftungsrecht faktisch Richterrecht darstellt. Allgemein versteht man im deutschen Recht unter Haftung das Unterworfensein eines Rechtssubjekts unter den Vollstreckungszugriff des Staates. Die Arzthaftung entspricht der Verantwortung eines Arztes gegenüber einem Patienten bei schuldhaftem Handeln infolge der Ausübung seiner ärztlichen Tätigkeit. Im Haftungsrecht ist festgelegt, wer bei Fehlern haftet. Es können sich im Haftungsfall zivilrechtliche (Schadensersatz für Patienten) oder auch strafrechtliche Konsequenzen (Geld- oder Freiheitsstrafen) ergeben. Im Wesentlichen entstehen die Pflichtverstöße bei der Behandlung, der Dokumentation sowie der Aufklärung des Patienten.

Der Gesetzgeber hat bislang von einer dezidierten gesetzlichen Regelung des Arzthaftungsrechtes abgesehen. Die Gesetzgeberische Zurückhaltung bei der Ausgestaltung der Arzthaftung liegt an den besonderen Schwierigkeiten der Heilbehandlung im konkreten Fall. Die Rechtsprechung im

---

[28] homepage SVR: „Sachverständigenrat...", S. 101.
[29] homepage SVR: „Sachverständigenrat...", S.98.

10

Arzthaftungsrecht bemüht sich bei der Entwicklung allgemeiner Grundsätze ausreichend Raum für Einzelfallentscheidungen zu belassen, weshalb die bislang entwickelten Haftungsgrundsätze in ihrer Mehrzahl Beweislastregeln sind. Es wird also nicht bereits ex ante für jeden konkreten Fall durchdekliniert, was rechtens ist und was nicht. Vielmehr werden im Arzthaftungsrecht grundsätzliche Aspekte formuliert, welche ausreichend Raum zur haftungsrechtlichen Beurteilung der Rechtmäßigkeit der Behandlung im Einzelfall bieten.[30] Aus einer rechtsphilosophischen Perspektive betrachtet beruht die Praxis des Arzthaftungsrechts auf dem Gedanken eines gerechten Interessenausgleiches zwischen Ärzten und Patienten. Ärzte sollen nicht willkürlich und unsanktioniert behandeln dürfen, aber bei ihrer Tätigkeit auch nicht durch übermäßige Reglementierungen und eine niedrige Haftungsschwelle von engagierter Arbeit abgehalten werden. Nach Bergmann lässt sich die grundlegende Bedeutung dieses Balanceaktes zum gerechten Interessenausgleich kaum überschätzen.[31]

3.3.1 Behandlung nach dem Facharztstandard

Wenn ein Arzt einen Patient behandelt, so kommt damit rechtlich betrachtet ein Behandlungsvertrag (Dienstvertrag) zustande, unabhängig davon, ob ein Honorar bezahlt wird und von wem dieses Honorar stammt (z.b. einem Versicherungsträger). Nach ständiger Rechtsprechung des Bundesgerichtshofs hat ein Patient dabei einen Anspruch auf Behandlung nach dem Facharztstandard. Die ärztliche Behandlung des Patienten muss also formal und qualitativ einem Standard genügen, der aus fachlicher Sicht in der konkreten Behandlungssituation erwartet werden darf. Dabei wird von dem behandelnden Arzt erwartet, dass dieser alle Maßnahmen ergreift, die von einem gewissenhaften und aufmerksamen Arzt in dieser Situation zu fordern sind.[32] Die Einhaltung des Facharztstandards bezieht sich hierbei nicht auf den Titel des Behandelnden sondern auf die geforderte Behandlungsqualität.[33] Sowohl bei vorsätzlicher, was selten vorkommt, wie auch bei fahrlässiger Verletzung dieses geforderten Standards tritt eine zivilrechtliche Haftung des behandelnden Arztes ein und es kommt § 276 Abs. 1 S. 2 BGB zur Anwendung.[34] Der hier dargestellte objektivierte zivilrechtliche Fahrlässigkeitsbegriff beschreibt, dass der Arzt grundsätzlich für sein dem medizinischen

---

[30] Bergmann, K.O. (2005) S. 115.
[31] Bergmann, K.O. (2005) S. 116.
[32] Wienke, A., Dierks, C. (2008): S.137 ff.
[33] Geiß/Greiner (2006): Rn. B 4.
[34] Vgl. BGH 29.1.1991 VI ZR 206/90 BGHZ 113, 297, 303 = VersR 1991, 469, 470.

Standard zuwiderlaufendes Vorgehen haftungsrechtlich Verantwortlich ist. Die persönliche Überforderung oder das fehlen der geeigneten Ausstattung werden nicht als Entschuldigungen akzeptiert.[35]

3.3.2 Einhaltung von Sorgfaltsanforderungen

Was den medizinischen Standard darstellt bestimmt nicht die Rechtsprechung, sondern prinzipiell die Medizin selbst.[36] Die Rechtsprechung überprüft allerdings an diesem definierten Standard die geforderten Sorgfaltsanforderungen. Der Richter bedarf hierbei der Beratung durch einen medizinischen Sachverständigen. Dieser muss die in der konkreten Behandlungssituation als Standard angesehene Behandlungsform des jeweiligen Fachgebietes herausarbeiten. Dabei überprüft der Richter die Einschätzung des medizinischen Sachverständigen auf ihre Vollständigkeit, Nachvollziehbarkeit und Plausibilität.[37] Er muss ebenfalls prüfen, inwieweit sich die vom Sachverständigen benutzte ärztliche und juristischen Begriffswelt decken und ob die außermedizinischen Einschätzungen des Sachverständigen mit den haftungsrechtlichen Anforderungen nach § 276 Abs. 2 BGB zu vereinbaren sind. Im Sinne des Gesetzes handelt Fahrlässig, wer die im Verkehr erforderliche Sorgfalt außer acht lässt. Sorgfalt der medizinischen Behandlung bedeutet das gründliche Vorgehen unter Beachtung der Regeln der Medizin entsprechend dem Stand der Forschung und Wissenschaft.

3.3.3 Organisationsverschulden und Beweislastumkehr

Wer zu einer Handlung verpflichtet ist und nicht selbst handelt, sondern seiner Verpflichtung durch den Einsatz von Hilfspersonal nachkommt, der muss für Einsatz, Anleitung und Kontrolle des Hilfspersonals sorgen. Der Verstoß gegen diese Pflicht ist eine widerrechtliche Handlung im Sinne des § 823 BGB. Wenn solch ein Verstoß schuldhaft erfolgt und Schaden verursacht, hat der Geschädigte einen Anspruch auf Schadensersatz. Der Begriff des Organisationsverschuldens wird im Deliktsrecht verwendet, um Handlungen einer Hilfskraft einer übergeordneten Stelle zuzurechnen. In den typischen Anwendungsfällen wird damit ein Fehler eines Angestellten dem Arbeitgeber angelastet. Bei einem Organisationsverschulden haftet der Verantwortliche auch

---

[35] Geiß/Greiner (2006): Rn. B 213.
[36] Geiß/Greiner (2006): Rn. B 9.
[37] BGH 14.12.1993 VI ZR 67/93 VersR 1994, 480, 482; 28.4.1998 VI ZR 403/96 VersR 1998, 853, 854.

dann, wenn die im Einzelfall haftende Hilfsperson kein Verschulden trifft.

Für die Übertragung eines Behandlungsauftrags eines primär für die Behandlung verantwortlichen Krankenhausträgers muss dieser für die Behandlung nach Facharztstandard sorgen. Setzt der Krankenhausträger für die Behandlung einen Facharzt ein, so darf er grundsätzlich darauf vertrauen, dass dieser den Facharztstandard einhält. Er muss die Qualifikation nicht qualitativ überprüfen. Wenn der Verantwortliche die Aufgabe an einen Anfänger ohne Facharztstatus überträgt, so muss er sicherstellen, dass bei Bedarf ein Facharzt ohne weiteres die Behandlung übernehmen kann.[38] Im Schadensfall kommt es zur Beweislastumkehr, wenn diese Kette nicht sichergestellt wurde. Der Verantwortliche Arzt oder Krankenhausträger muss dann darlegen, dass der eingetretene Schaden auch entstanden wäre, wenn ein Facharzt die Behandlung durchgeführt hätte.[39] Es wird also vermutet, dass der Erfahrungs- und Übungsmangel eines Nicht-Facharztes für später auftretende gesundheitliche Beeinträchtigungen des Patienten ursächlich ist.[40] In ähnlicher Weise gilt das auch für die Übertragung von Aufgaben aus dem ärztlichen Bereich auf die Pflegekräfte. Wenn Aufgaben delegiert werden, so muss ist der verantwortliche Arzt oder Krankenhausträger für den Einsatz, die Anleitung und Kontrolle des Hilfspersonals zuständig. Er muss also die Qualifikation überprüfen, dieses gegebenenfalls anleiten und kontrollieren und eine dem Gefahrenpotenzial der übertragenen Aufgabe entsprechende, funktionierende Notfallkette gewährleisten.

---

[38] Geiß/Greiner (2006):Rn. B 3.
[39] BGH 10.3.1992 VI ZR 64/91 VersR 1992, 754; BGHZ 88, 248, 256 = VersR 1984, 60, 62; BGH 7.5.1985 VI ZR 224/83 VersR 1985, 782.
[40] OLG Düsseldorf VersR 1994, 603.

4 Stellungnahmen der Akteure zur Aufgabenübertragung

Bei der Erarbeitung der Richtlinien zur Durchführung von Modellvorhaben nach § 63 Abs. 3c SGB V werden die Stellungnahmen der Berufsverbände (Bundesärztekammer und Deutscher Pflegerat) gemäß dem Gesetzt beachtet und bei der Entscheidungsfindung mit einbezogen. Auch im Schadensfall im Rahmen von Modellvorhaben dürften die Einschätzungen der Berufsverbände zur Übertragbarkeit von Aufgaben bei der richterlichen Rechtsprechung eine Rolle spielen. Im Folgenden werden die Empfehlungen des Sachverständigenrates sowie die Stellungnahmen der Bundesärztekammer, des Deutschen Pflegerates sowie der Deutschen Krankenhausgesellschaft dargestellt.

4.1 Sachverständigenrat

In seinem Gutachten unterscheidet der SVR die ärztlichen Leistungen hinsichtlich ihrer Delegationsfähigkeit in drei Kategorien. Demnach sind Leistung, die fester Bestandteil der Ausbildung des Beauftragten sind, grundsätzlich Delegationsfähig und die Qualifikation des Beauftragten muss vor der Delegation nicht mehr geprüft werden. In Abhängigkeit von der Qualifikation der Person und der Komplexität der Aufgabe, sowie dem ihr innewohnenden Gefahrenpotential, sind bestimmte Aufgaben im Einzelfall delegationsfähig. Im Falle einer Delegation empfiehlt der SVR den Patient ggf. vorab über die Delegation in Kenntnis zu setzen. Der delegierende Arzt muss in diesen Fällen seine Sorgfaltspflichten bei der Auswahl, der Instruktion, der Überwachung und der Kontrolle des Beauftragten beachten. Prinzipiell nicht delegationsfähige, vom Arzt persönlich zu erbringende Leistungen sind die medizinische Diagnose- und Indikationsstellung, sowie die Erstellung des medizinischen Therapie- und Operationsplans.

4.2 Bundesärztekammer

In einer Bekanntmachung der Bundesärztekammer und der Kassenärztlichen Bundesvereinigung wird die persönliche Leistungserbringung als wesentliches Merkmal freiberuflicher Tätigkeit, welche das Berufsbild des Arztes in besonderer weise präge und Grundlage der Vertrauensbeziehung zwischen Arzt und Patient sei, betont und auf den Arztvorbehalt hingewiesen.[41] Die Delegationsfähigkeit einer Tätigkeit und die Modalitäten der Delegation hängen demnach von der Qualifikation des Mitarbeiters einerseits und der Gefährdung des

---

[41] Bekanntmachung BÄK und KV (2008): „Persönliche Leistungserbringung"

Patienten durch die Aufgabenübertragung andererseits ab. Leistungen dürfen nur an nicht ärztliche Gesundheitsberufe delegiert werden, wenn sie aufgrund ihrer Art oder der mit ihnen verbundenen besonderen Gefährlichkeit für den Patienten oder wegen der Umstände ihrer Erbringung, insbesondere der Schwere des Krankheitsfalls, nicht höchstpersönlich erbracht werden müssen. Wenn die Delegation möglich ist, hat der delegierende weiteren Pflichten nachzukommen. Bei vorhandener Qualifikation des nicht ärztlichen Mitarbeiters muss die Kontrolle der Qualifikation nach formalen und qualitativen Gesichtspunkten am Beginn der Tätigkeit, ihre regelmäßige Überprüfung im Verlauf und ggf. auch eine Nachbesserung bei Unangemessenheit erfolgen. Bei fehlen einer formalen Qualifikation muss der delegierende seiner Sorgfaltspflicht bei der Mitarbeiterauswahl, seiner Anleitungspflicht bei der Einarbeitung sowie seiner Überwachungspflicht bei der Erbringung der delegierten Tätigkeit in angemessener Weise nachkommen. Er muss bei Bedarf erreichbar und verfügbar sein und die Notfallkette zur Sicherstellung des Behandlungsstandards muss funktionieren. Je nach Risiko der übertragenen Aufgabe und den Kompetenzen der nicht ärztlichen Mitarbeiter muss der Arzt unmittelbar anwesend oder in Rufweite sein (z.B. Bereitschaftsdienst im Krankenhaus). Die Delegation muss in jedem Einzelfall angeordnet, dokumentiert und überwacht werden. Der delegierende trägt dafür die volle Verantwortung und Haftung. Ihm kommt im Falle eines zivilrechtlichen Verfahrens auf Schadenersatz die Pflicht zum Nachweis seiner Pflichtenerfüllung zu. Bei Nachweis der Pflichtverletzung ist auch eine strafrechtliche Verantwortlichkeit wegen fahrlässiger Körperverletzung (§ 229 StGB) oder fahrlässiger Tötung (§ 222 StGB) möglich.

4.3 Deutscher Pflegerat

Der Deutsche Pflegerat (DPR) ist die Bundesarbeitsgemeinschaft der Pflegeorganisationen und vertritt die Belange des Pflege- und Hebammenwesens in Deutschland. In einer Pressemeldung vom April 2008 hat der DPR ihre Vorstellungen und Forderungen mit Bezug auf die Neuordnung der Aufgabenteilung sowie der Auflockerung des Arztvorbehaltes im Rahmen von Modelprojekten geäußert.[42] Der DPR sieht den Arztvorbehalt („Monopol der Ärzteschaft") in der Ausübung der Heilkunst als überholt an und fordert eine von ärztlicher Verordnung unabhängige Leistungserbringung im Sinne der Heilkunde und Leistungsabrechnung für Aufgaben, für die die Pflege aufgrund ihrer Ausbildung qualifiziert ist. Unter der Voraussetzung vorhandener Qualifikationen und nach eindeutiger Klärung haftungsrechtlicher und berufsrechtlicher Fragen

---

[42] homepage DPR: „Stellungnahme des deutschen Pflegerates..."

bestehen keine Bedenken des Deutschen Pflegerates sich an der der Substitution ärztlicher Aufgaben zu beteiligen. Eine konkretere Aussage zu den aus Pflegesicht hierfür in Frage kommenden Aufgaben wurde nicht genannt.

Der Verband der Pflegedirektoren der Universitätskliniken hat einen Leitfaden mit Empfehlungen zur Übernahme ärztlicher Tätigkeiten und den hierbei auftretenden praktischen und rechtlichen Grenzen veröffentlicht, der zuletzt 2007 aktualisiert wurde.[43] Dieser Leitfaden ist umfassend und stellt für unterschiedliche Gesundheitsberufe die Delegationsfähigen Tätigkeiten dar. Diese werden in drei Kategorien - Delegationsfähig, unter bestimmten Voraussetzungen delegationsfähig und nicht delegationsfähig - unterteilt. Die Entscheidung über die Delegationsfähigkeit ist dabei abhängig von der Qualifikation der einzelnen Gesundheitsberufe sowie dem Gefahrenpotenzial, der sich durch die Übernahme der Tätigkeit für den Patienten ergibt.

4.4 Deutsche Krankenhausgesellschaft

Die Deutsche Krankenhausgesellschaft (DKG) ist der Zusammenschluss von Spitzen- und Landesverbänden der Krankenhausträger. Die DKG hat im April 2008 eine Studie, die vom Deutschen Krankenhaus Institut (DKI) erstellt wurde und an der über 300 Krankenhäuser beteiligt waren.[44] In dieser Studie wurde untersucht, welche ärztlichen Tätigkeiten auf andere Gesundheitsberufe bereits delegiert werden und wie die Aufgabenübertragung in der Zukunft aussehen könnte. Als Ergebnis dieser Studie werden die übertragbaren ärztlichen Tätigkeiten je nach dem Bedarf der Qualifikationsanpassung in kurzfristig, mittelfristig und langfristig Übertragbare klassifiziert. Die kurzfristig übertragbaren Tätigkeiten werden noch einmal hinsichtlich ihres Gefahrenpotenzials kategorisiert. Zu den kurzfristig übertragbaren Tätigkeiten werden Aufgaben gezählt, deren Übertragung auf Hilfsberufe innerhalb einer kurzen Zeitspanne durch entsprechende Qualifizierungsmaßnahmen zusätzlich zur qualifizierenden Ausbildung erst möglich wird. Die einzelnen Kategorien unterscheiden sich durch die Art der zusätzlichen Qualifizierungsmaßnahme. Für Aufgaben der Kategorie eins (z.B. Kodierung von Diagnosen, Befunddokumentation) sind zusätzliche Weiterbildungsmaßnahmen notwendig. Für die Aufgaben der zweiten Kategorie (z.B. venöse Blutentnahme) muss eine zusätzliche Einweisung

---

[43] homepage VPU: "Übernahme ärztlicher Tätigkeiten"
[44] homepage DKI: „Neuornung von Aufgaben..."

erfolgen. Für die Aufgaben der Kategorie drei (z.b. intramuskuläre Injektion, Blutentnahme aus einem peripheren Venenkatheter) ist keine zusätzliche Qualifizierung notwendig, da diese Aufgaben bereits Teil der bestehenden Ausbildung sind. Aufgaben der Kategorie vier (z.B. intravenöse Injektion bestimmter Arzneimittel, Anlage einer Venenverweilkanüle) können nach einer spezifischen Schulung zusätzlich zur Ausbildung übernommen werden. In dieser Kategorie soll die Delegation nur im Einzelfall erfolgen. In die Kategorie fünf fallen Tätigkeiten, für die sich die Mitarbeiter durch eine zusätzliche strukturierte Weiterbildung qualifizieren müssen (z.B. intravenöse Applikation von Zytostatika bei Vorliegen einer Medikamentenpositivliste, Punktion eines Portkatheters). Hier soll die Delegation nur im Einzelfall unter Aufsicht eines Arztes erfolgen.

Nach der DKI-Studie erfordern die mittelfristig übertragbaren Tätigkeiten eine umfangreichere Anpassung der Qualifikation, weil sie ein höheres Gefährdungspotential für den Patienten bedeuten. Das erhöht die Anforderungen an die Sorgfaltspflichten entsprechend. In diese Kategorie fallen komplexe und/oder umfangreiche Tätigkeitsbereiche, die in den jeweiligen Institutionen auch entsprechende Reorganisationsprozesse erfordern (z.B. nichtärztliche Chirurgieassistenz bei operativen Eingriffen, Casemanagement, Wundpflegemanagement, Schmerzmanagement).

Tätigkeiten, für die erst vielfältige Grundlagen wie neue Gesetze oder Normen geschaffen werden müssen, wie beispielsweise die Durchführung von Parallelnarkosen durch MAfA in der Anästhesie oder die Durchführung endoskopischer Untersuchungen durch Pflegefachkräfte sind erst langfristig übertragbar. Konkrete Ausarbeitungen zu dem Thema Übertragung von Tätigkeiten im Rahmen von Modellvorhaben nach § 63 Abs.3c SGB V gibt es bislang vom der DKG nicht, werden aber einer Pressemeldung zufolge in Gremien beraten.

5   Möglichkeiten und Grenzen der Übertragbarkeit ärztlicher Tätigkeiten

5.1   Kriterien zur Überprüfung der Übertragbarkeit ärztlicher Aufgaben

Die Ausübung der Heilkunde im umfassenden Sinn ist dem Arzt vorbehalten. Hierzu bedarf es der Approbation als Arzt oder einer ärztlichen Berufserlaubnis. Welche konkreten Leistungen dem Arztvorbehalt unterliegen ist nur in Einzelfällen vom Gesetzgeber ausdrücklich selbst getroffen (z.b. § 48 Arzneimittelgesetzes, Arzneimittelverschreibung nur durch Ärzte, § 9 Embryonenschutzgesetzes, künstliche Befruchtung nur durch Ärzte). Eine Ausnahme vom Arztvorbehalt stellt die Geburtshilfe dar. Hier sind zur Leistungserbringung außer Ärzten auch Hebammen berechtigt (§ 4 Hebammengesetzes). Der Arztvorbehalt entspricht sowohl deutschem Recht wie auch dem Europarecht.[45]

Dieser Arztvorbehalt wird jetzt vom Gesetzgeber durch die Änderungen im PfWG gelockert. Bislang gibt es aber noch keine Richtlinien dafür, welche ärztlichen Tätigkeiten im Rahmen von Modellvorhaben nach § 63 Abs. 3c SGB V auf andere Gesundheitsberufe übertragbar sind. Somit gilt der Satz von der letztendlichen ärztlichen Verantwortung für diagnostische und therapeutische Entscheidungen in Krankenhäusern weiterhin uneingeschränkt. Auch die zukünftige Rechtsprechung wird auf die Einhaltung grundsätzlicher Forderungen bei der Behandlung der Patienten nach Qualität, Wirksamkeit, und allgemein anerkanntem Standard der medizinischen Erkenntnisse unter Berücksichtigung des medizinischen Fortschritts achten (§ 2 Abs. 1 Satz 2 SGB V). Auf eine Behandlung der Patienten nach dem Facharztstandard, entsprechend der Rechtsprechung des Arzthaftpflichtsenats am Bundesgerichtshof (BGH), wird weiterhin geachtet werden.[46] Das bedeutet konkret, dass der für die Behandlung verantwortliche Arzt oder das Krankenhaus dem Patienten die bei der Behandlung notwendige Sorgfalt schulden. Allerdings wurde aber auch die Notwendigkeit der arbeitsteiligen Leistungserbringung aufgrund der Komplexität der Leistungserstellung vom BGH bereits 1975 bestätigt. *"Die Verwendung nichtärztlicher Hilfspersonen ist aus der modernen Medizin und insbesondere aus dem heutigen Klinikwesen nicht wegzudenken. Es ist auch unvermeidlich, dass diesen Hilfspersonen im Einzelfall ein hohes Maß an Verantwortung zufällt...".*[47] Bei der arbeitsteiligen Erfüllung der Behandlungspflichten sind aber die gleichen Anforderungen an den Facharztstandard und die Sorgfaltspflicht zu stellen.

---

[45] Andreas, M. (2008): S. 146
[46] BGH, NJW 1992, 1560(1561)
[47] Urteil v. 24.06.1975 – VI ZR 72/74 – NJW 1975, 2245(2246)

Bei der Entwicklung von Richtlinien für die Modellvorhaben nach § 63 Abs 3c SGB V muss der Gemeinsame Bundesausschuss die Stellungnahmen von Ärzteschaft und Pflege in seine Überlegungen einbeziehen. Welche Tätigkeiten in diesem Zusammenhang ohne rechtliche bedenken uneingeschränkt übertragbar sind kann und wird nicht in Form eines verbindlichen Kataloges zusammengestellt werden. Vielmehr lassen sich aus der bisherigen Rechtsprechung sowie der rechtswissenschaftlichen Literatur Kriterien zur Einschätzung der Rechtmäßigkeit der Übertragung ärztlicher Tätigkeiten herausarbeiten. Bei jeder konkreten Tätigkeit ist zu Fragen, inwieweit ärztliches Fachwissen und/ oder Erfahrung zur Durchführung dieser Aufgabe unbedingt erforderlich ist, wie hoch das Gefährdungspotenzial für den Patient durch die Aufgabenübertragung einzuschätzen ist und es ist zu prüfen, ob die notwendige Qualifikation zur Übernahme der jeweiligen Tätigkeit durch andere Gesundheitsberufe und den einzelnen Mitarbeiter formal und tatsächlich auch vorliegt. Nach Prüfung dieser Kriterien ist eine Kategorisierung bezüglich der Übertragbarkeit und der dabei zu beachtenden Nebenbedingungen zu stellen.

5.1.1 Delegation ärztlicher Aufgaben

Bei Einhaltung der medizinischen Standards mit der gebotenen Sorgfaltspflicht ist die Delegation ärztlicher Tätigkeiten auf nicht-ärztliches Personal grundsätzlich möglich und wird im Alltag praktiziert, wie die DKI-Studie umfänglich für die deutschen Krankenhäuser zeigt. Aus der rechtlichen Perspektive ist es wichtig, dass die praktizierte Arbeitübertragung in den Krankenhäusern von der medizinischen Fachwelt als fachgerecht akzeptiert wird. Wenn dies der Fall ist, dann, akzeptiert auch die Rechtsprechung die Delegation. Das Anrecht des Patienten zur Behandlung nach dem Facharztstandard gilt aber weiterhin. Dieser Standard muss auch bei der Delegation eingehalten werden können. Die Rechtsprechung hat bislang eine Behandlung nicht wegen der fehlenden formalen Qualifikation der die Behandlung ausübenden Person für unrechtmäßig erachten. Allerdings muss der delegierende   Arzt oder Krankenhausträger nachweisen können, dass trotz des Einsatzes von nicht-ärztlichem Personal der Facharztstandard für die gesamte Behandlung gewährleistet werden kann. Hier kommt es im Schadensfall zur Beweislastumkehr und der Delegierende muss Beweisen, dass der eingetretene Schaden unvermeidlich gewesen wäre, auch wenn ein Arzt die ärztliche Tätigkeit durchgeführt hätte.[48]

5.1.2 Substitution ärztlicher Tätigkeit

Aufgrund der Aktualität der Gesetzesänderungen gibt es noch keine Modellvorhaben nach § 63 Abs. 3c SGB V und entsprechend auch noch keine Rechtsprechung hierzu. Bei der Planung und praktischen Umsetzung solcher neuer Modellvorhaben wird sich eine gewisse Rechtsunsicherheit nicht vermeiden lassen, wie auch der Sachverständigenrat in seinem Gutachten festgestellt hat: *„Es besteht keine Möglichkeit, die medizinische Zulässigkeit des neuen Versorgungsmodells ex ante beurteilen zu lassen. Eine gewisse Sicherheit über die Zulässigkeit der Neuverteilung entsteht erst, wenn es zu einem haftungsrechtlichen Prozess mit entsprechendem Urteil kommt, wobei sich die gerichtlichen Entscheidungen durchaus unterscheiden können".* [49] Letztlich kann eine Annäherung an die haftungsrechtliche Situation nur durch den Antizipationsversuch künftiger Argumentationswege richterlicher Rechtsauslegung erreicht werden.

5.2 Übertragbarkeit konkreter ärztlicher Tätigkeiten

Aufgaben, die entsprechend der genanten Kriterien nicht Delegationsfähig sind, sind erst recht nicht zu substituieren. Aufgaben wiederum, die delegationsfähig sind könnten auch für eine Substitution infrage kommen. Dabei wird die Rechtsprechung mutmaßlich ihrer bisherigen Praxis folgend in Zukunft auch weiterhin die Fragen nach der medizinisch-fachlichen Zulässigkeit und Qualität der Leistungserbringung, der angemessenen Qualifikation der nicht ärztlicher Mitarbeiter, den Risiken, die dem Patienten in der konkreten Situation zugemutet wurden und deren Notwendigkeit und Angemessenheit hinterfragen.

Im Folgenden werden mit Orientierung an den Empfehlungen der Bundesärztekammer[50] einzelne ärztliche Tätigkeiten hinsichtlich ihrer Delegationsfähigkeit und prinzipielle Substitutionsfähigkeit hin diskutiert.

5.2.1 Kernbereiche ärztlicher Tätigkeit

Kernbereiche ärztlicher Tätigkeit erfordern entweder die speziellen Fertigkeiten und Fähigkeiten

---

[48] Wienke, A., Dierks, C. (2008): S.137 ff.
[49] homepage SVR: „Sachverständigenrat...", S.109.
[50] BÄK und KV (2008): S 2173 ff.

eines Arztes oder die angemessene Risikokontrolle bei der Durchführung bestimmter Tätigkeiten, weshalb sie für eine Übertragung an andere Berufsgruppen nicht in Frage kommen. Zu den Kernbereichen ärztlicher Tätigkeit gehören Beispielsweise die Anamneseerhebung, die Aufklärung von Patienten, die Durchführung von Operationen oder auch die Durchführung einer Narkose.

Durch die Anamnese erhält der Arzt für die Diagnose und Therapie bedeutsamen Informationen. Nach Auffassung der BÄK stellt sie eine höchstpersönliche Leistung des Arztes dar und kann nicht an nicht ärztliche Mitarbeiter delegiert werden. Allerdings wird in der Praxis häufig durch entsprechend qualifizierte Mitarbeiter eine vorbereitende Anamneseerhebung in Form eines standardisierten Fragebogens durchgeführt. Dieses erleichtert den folgenden Anamneseprozess. Dies kann jedoch nicht die Anamneseerhebung ersetzen.

Ebenfalls unzulässig ist die Übertragung der Aufklärung des Patienten an nicht ärztliche Mitarbeiter, insbesondere über diagnostische oder therapeutische Eingriffe und deren Risiken. Was im Klinikalltag regelmäßig geschieht und auch zulässig ist, ist das Aushändigen schriftlicher Informationen an den Patienten. Der Arzt muss sich aber persönlich in dem mit dem Patienten zu führenden Aufklärungsgespräch davon überzeugen, dass dieser die schriftlichen Informationen gelesen und verstanden hat. Wesentlicher Bestandteil der Patientenaufklärung ist die Berücksichtigung der persönlichen Belange des Patienten und das Eingehen auf die Fragen des Patienten.

Ebenfalls zählt die Durchführung von Operationen zu den Kernbereichen ärztlicher Tätigkeit, wobei der Operateur die volle Verantwortung für jeden Schritt der OP trägt. Die eigenverantwortliche Übernahme operativer Teilschritte durch nicht ärztliche Mitarbeiter, wird von der BÄK nicht gebilligt. Ebenfalls sieht die BÄK einen Ärztevorbehalt für die Tätigkeit der ersten OP-Assistenz, wohingegen die zweite oder dritte OP-Assistenz an speziell hierfür ausgebildete nicht ärztliche Mitarbeiter wie Chirurgisch-Technische Assistenten (CTA) oder Operations-Technische Assistenten (OTA) übertragen werden könnte.

Die Durchführung von Anästhesien gehört ebenfalls zu den originär ärztlichen Tätigkeiten. Eine Delegation einzelner Phasen der Anästhesie (Vorbereitung, Einleitung, Führung, Aufrechterhaltung und Ausleitung) oder gar der gesamten Anästhesie an nicht ärztliche

Mitarbeiter kommt nicht in Betracht. Nach Auffassung der BÄK und entsprechend der Rechtsprechung des BGH können aber einzelne, zuweilen auch technisch Aufwendige Maßnahmen unter der Prämisse der Einhaltung des Facharztstandards sowie der notwendigen Sorgfaltspflicht bei der Versorgung des Patienten ohne zusätzliche Gefährdung des Patienten an nicht ärztliche Mitarbeiter übertragen werden.

Ebenfalls als nicht delegierbare ärztliche Leistungen werden die Durchführung endoskopischer Untersuchungen mit Ausnahme der Kapselendoskopie, die durch speziell ausgebildete nicht ärztliche Mitarbeiter durchgeführt werden kann, sowie die Sonografie genant. Die Durchführung dieser Untersuchungen fällt in den Kernbereich ärztlicher Tätigkeit und erfordert spezielles Wissen und Erfahrung. Beispielsweise ist die Durchführung endoskopischer Untersuchungen aufgrund ihrer Invasivität mit Risiken verbunden. Während der diagnostischen Untersuchung können therapeutische Maßnahmen notwendig werden. Wird z.B. bei einer Speiseröhren- und Magenspiegelung, eine Blutung festgestellt, so erfolgt in der gleichen Sitzung auch die spezielle Therapie dieser Diagnose durch entsprechende Medikament oder Techniken.

5.2.2 Gering invasive Eingriffe

Soweit die Qualifikation für die Durchführung von gering invasiven Eingriffen wie venösen Blutentnahmen, Injektionen und Infusionen, subkutanen und intramuskulären Injektionen einschließlich Impfungen und subkutaner Allergietestung oder dem Anlegen von transurethralen Blasenkathetern bereits Teil der Ausbildung der nicht ärztlichen Mitarbeiter war oder nachträgliche Qualifizierungsmaßnahmen erfolgt sind, können diese Tätigkeiten übertragen werden. Die Überprüfung und Überwachung der entsprechenden Qualifikation und Fertigkeit ist ärztlich zu Verantworten. Aufgrund des Risikos eines allergischen Schocks ist die intravenöse Erstapplikation von Medikamenten nicht delegierbar und bei der Durchführung von Allergietests die unmittelbare Nähe eines mit den Komplikationen der Untersuchung vertrauten Arztes zu fordern. Ob die Gabe bestimmter Medikamente über einen Port (unter die Haut implantierte Schleuse zur Applikation von Medikamenten und Infusionen) an Pflegekräfte delegierbar ist muss im Einzelfall entsprechend der Qualifikation, den Fähigkeiten und Erfahrung des jeweiligen Mitarbeiters und in Abhängigkeit von den Risiken der applizierten Substanz entschieden werden. Die Einlage eines transurethralen Blasenkatheters kann an entsprechend qualifizierte Mitarbeiter delegiert werden, die Ersteinlage eines suprapubischen Blasenkatheters hingegen nicht.

Die Versorgung von Wunden ist ebenfalls delegierbar, wobei im Rahmen der Versorgung komplizierter und sekundär heilender Wunden in regelmäßigen Abständen die Vorgabe des Patientenspezifischen Vorgehens sowie die Überwachung der Wundversorgung durch den Arzt zu erfolgen hat.

5.2.3 Technische Untersuchungen

Der Arzt kann die Durchführung technischer Untersuchungen wie Röntgen- und MRT-Aufnahmen, Nuklearmedizinische Untersuchungen und Laboruntersuchungen an entsprechend qualifizierte nicht ärztliche Mitarbeiter delegieren. Wenn sich für den Patienten mit der Durchführung der technischen Leistung ein Risiko verbindet, muss sich ein Arzt in unmittelbarer Nähe des Patienten aufhalten, der auch das mit der Leistung verbundene Risiko beherrscht. Die Indikationsstellung zur Erbringung dieser Leistungen sowie die Bewertung der Untersuchungsergebnisse ist Ärzten vorbehalten, da sie besonderes Wissen und Erfahrungen voraussetzt und Teil der unmittelbaren diagnostisch-therapeutischen Bemühungen darstellt.

Die Indikation zur Anwendung von Röntgenstrahlen darf nach den §§ 23 und 24 Abs. 1 Nr. 1 oder 2 der Röntgenverordnung (RöV) nur ein Arzt stellen, der über eine Röntgenfachkunde oder über Kenntnisse im Strahlenschutz verfügt. Die technische Durchführung der Anwendung von Röntgenstrahlen kann nach § 24 Abs. 2 RöV dagegen an nicht ärztliche Mitarbeiter übertragen werden, Voraussetzung dafür ist eine Qualifikation der Mitarbeiter nach der RöV (§ 24 Abs. 2 ff.) und eine fachliche Aufsicht und Verantwortlichkeit des delegierenden. Aufgrund der geringen akuten Gefährdung des Patienten ist die Anwesenheit des Arztes im Röntgenraum nicht erforderlich, er muss jedoch gewährleistet sein, dass er für eventuelle Rückfragen kurzfristig erreichbar ist. Ebenfalls ist die Beurteilung der Notwendigkeit weiterer Röntgenaufnahmen Arztsache und sollte in räumlicher und zeitlicher Nähe zu der durchgeführten Untersuchung stehen. Auch bei der Gabe von intravenösem Kontrastmittel nach Anordnung durch den Arzt sollte dieser wegen möglicher allergischer Reaktionen in unmittelbarer Nähe sein.

Die Anordnung von MRT-Untersuchungen kann nicht übertragen werden, aber ihre technische Durchführung. Die Bewertung der MRT-Aufnahmen und die Steuerung der Untersuchung müssen durch den Arzt erfolgen. Bei Risikopatienten muss ein die Risiken der Untersuchung beherrschender Arzt (z.B. bei Schrittmacherpatienten oder Patienten mit gestörtem Bewusstseinszustand) in unmittelbarer Nähe sein.

Die Indikation für Untersuchungen unter Anwendung ionisierender Strahlen oder radioaktiver Substanzen muss von einem Arzt mit entsprechender Fachkunde gestellt werden. Die technische Mitwirkung bei der Erbringung von nuklearmedizinischen und strahlentherapeutischen Leistungen und die Durchführung messtechnischer Aufgaben dürfen bei entsprechender Qualifikation nach der Strahlenschutzverordnung (§ 82 Abs. 2 Nr. 1 oder Nr. 2 StrlSchVO) oder ausreichenden Kenntnissen im Strahlenschutz (§ 24 Abs. 2 Nrn. 3 und 4 StrlSchVO) an nicht ärztliche Mitarbeiter delegiert werden. Dies betrifft insbesondere medizinisch-technische Assistenten in der Radioonkologie und Strahlentherapie (MTAR, vgl. § 9 Abs. 1 Nr. 2 des MTA-Gesetzes). Alle Teilleistungen müssen aber im Einzelfall vom verantwortlichen und fachkundigen Arzt angeordnet werden.

Auch in der Labormedizin ist die Anordnung der jeweiligen Leistung und deren fachliche Überwachung ärztliche Aufgabe. Leistungen des Basislabors können an nicht ärztliche Mitarbeiter übertragen werden. Die technische Beurteilung und Aufarbeitung des Untersuchungsmaterials, einschließlich zytologischer und histologischer Präparate, sowie die Durchführung der Untersuchungen können von entsprechend qualifizierten nicht ärztlichen Mitarbeitern, insbesondere von medizinisch-technischen Laboratoriumsassistenten (MTLA), durchgeführt werden. Nach sozialgerichtlicher Rechtsprechung ist bei Leistungen des Speziallabors die Anwesenheit des Arztes bei Leistungserbringung im Labor erforderlich.

6 Zusammenfassende Wertung und Ausblick

Der in Deutschland weitgefasste Arztvorbehalt bei der Ausübung der Heilkunde wird durch die aktuellen Änderungen des § 63 Abs. 3c SGB V und den damit verbundenen Möglichkeiten der dauerhaften Übertragung ärztlicher Tätigkeiten auf andere Gesundheitsberufe aufgeweicht. Die Aufstellung von Richtlinien zur Durchführung solcher Modellvorhaben zwischen den Leistungserbringern und der GKV müssen noch entwickelt werden. Damit einhergehend stellt sich die Frage nach den haftungsrechtlichen Konsequenzen der Übertragung ärztlicher Tätigkeit auf andere Gesundheitsberufe. Die Berufsausübung der Heilberufe wird stark durch das Haftungsrecht bestimmt, wobei Arzthaftungsrecht Richterrecht darstellt. Für die Planung und Umsetzung neuer Modellvorhaben mit veränderten Zuständigkeiten bei der Behandlung der Patienten ergibt sich somit eine gewisse Rechtsunsicherheit.

Ausgangspunkt der Überlegungen zur künftigen richterlichen Argumentation und Rechtsprechung ist die Tatsache, dass die geübte Praxis des Arzthaftungsrechts auf dem Gedanken eines Interessenausgleiches zwischen Ärzten und Patienten beruht. Die Ausübung der Heilkunst mit allen ihr naturgemäß innewohnenden Risiken der Behandlung soll sich im Interesse des Patienten entfalten können und nicht durch eine zu starke Reglementierung gehemmt werden. Andererseits soll der Patient aber auch vor willkürlichen und möglicherweise nicht primär im Interesse seiner Gesundheit liegenden Handlungen geschützt werden.

Nach ständiger Rechtsprechung des Bundesgerichtshofs hat ein Patient einen Anspruch auf eine Behandlung nach dem Facharztstandard. Die ärztliche Behandlung des Patienten muss formal und qualitativ also einem Standard genügen, der aus medizinischer Sicht in der konkreten Behandlungssituation erwartet werden darf. Was den medizinischen Standard darstellt bestimmt nicht die Rechtsprechung, sondern prinzipiell die Medizin selbst. Die Rechtsprechung überprüft allerdings an diesem definierten Standard die geforderten Sorgfaltsanforderungen. Dabei wird von dem behandelnden Arzt erwartet, dass dieser alle Maßnahmen ergreift, die von einem gewissenhaften und aufmerksamen Arzt im Rahmen der konkreten Behandlungssituation zu fordern sind.

Die Unumgänglichkeit einer arbeitsteiligen Leistungserbringung in der modernen Medizin aufgrund der Komplexität der Leistungserstellung wurde vom BGH bestätigt. Welche ärztlichen Tätigkeiten tatsächlich delegiert werden können ist aus juristischer Sicht von den Empfehlungen der entsprechenden Berufsverbände abhängig. Diese Empfehlungen stellen für den Richter zwar keinen Gesetzestext dar, im Allgemeinen wird er sie in seine Entscheidungen mit einbeziehen. Andernfalls müsste er seine Abweichung von den Empfehlungen plausibel und nachvollziehbar Begründen. Wer eine Aufgabe auf andere überträgt hat wiederum hieraus erwachsenden Pflichten nachzukommen. Er trägt die Verantwortung für die Überprüfung der formalen und materiellen Qualifikation des hierfür eingesetzten Mitarbeiters und muss sich um die qualifizierende Anleitung und eine angemessene Kontrolle der qualitativen Aufgabenerfüllung kümmern. Aus der rechtlichen Perspektive ist es wichtig, dass die praktizierte Arbeitübertragung in den Krankenhäusern von der medizinischen Fachwelt als fachgerecht akzeptiert wird. Wenn dies der Fall ist, dann akzeptiert auch die Rechtsprechung die Übertragung der Aufgabe. Die Rechtsprechung hat bislang eine Behandlung nicht wegen der fehlenden formalen Qualifikation der die Behandlung ausübenden Person für unrechtmäßig erklärt.

Auch die zukünftige Rechtsprechung wird nach Etablierung von Modelvorhaben mit einer neuen Aufgabenteilung zwischen den Gesundheitsberufen auf die Einhaltung der genanten grundsätzlichen Forderungen an die Behandlung der Patienten achten. Es wäre ein Paradigmenwechsel, sollte die Rechtsprechung das Recht des Patienten auf eine Behandlung nach dem Facharztstandard, entsprechend der Rechtsprechung des Arzthaftpflichtsenats am Bundesgerichtshof zugunsten anderer Interessen der Beteiligten aufweichen. Unabhängig von der Verteilung der Aufgaben zwischen den Berufsgruppen und in jedem Fachbereich innerhalb der gesetzlichen Normen und Richtlinien wird die Rechtsprechung mutmaßlich auch zukünftig ihren bisherigen Grundätzen folgen. Und um es noch einmal zu sagen: was den medizinischen Standard darstellt wird die Rechtsprechung die Medizin selber fragen. Somit kommt der Bundesärztekammer als höchstem Organ der deutschen Ärzteschaft diesbezüglich eine wichtige Rolle zu. Ihrer Meinung kommt im konkreten Haftungsfall, zusammen mit der Einschätzung des Sachverständigen, eine wesentliche Bedeutung zu.

In der Diskussion um die Notwendigkeit einer Neustrukturierung der Aufgabenverteilung zwischen den Gesundheitsberufen werden vielerlei Argumente angeführt. Im Haftungsfall im Rahmen von Modelvorhaben entsprechend den aktuellen Gesetzesänderungen werden die Richter zwischen den Rechten des Patienten auf eine angemessene Behandlung einerseits und den Partikularinteressen der an der Gestaltung des Gesundheitssystems beteiligten andererseits mit entscheiden müssen. Den Argumenten der Ärzte als wichtigster Gruppe im Gesundheitssystem wird bezüglich der Rechtmäßigkeit der künftigen Aufgabenverteilung ein hohes Gewicht zukommen. Diese sind in einer offiziellen Stellungnahme der Bundesärztekammer veröffentlicht. Allerdings wäre es wohl naiv zu meinen, die Ärzteschaft sei lediglich altruistisch motiviert. Sie verfolgt selbstverständlich auch ihre Partikularinteressen. Insofern kommt der Argumentation der aller Beteiligten und den sich dahinter implizit oder auch explizit stehenden Interessen eine wichtige Bedeutung zu.

In Kurzform und möglicherweise etwas pointiert lässt sich folgendes formulieren: die Ärzte möchten gerne ihre Autonomie und Macht über ihre fachlichen Entscheidungen sowie ihren Zugriff auf einen erheblichen Anteil am Bruttoinlandsprodukt behalten. Die Pflege möchte gerne mehr Autonomie und einen direkteren Zugriff auf die erheblichen Finanzmittel des Gesundheitssystems. Die Krankenhausträger, insbesondere die in privater Trägerschaft, wollen möglichst effizient arbeiten um mehr Rendite zu generieren. Die Patienten wollen die beste Medizin zu möglichst günstigen Preisen. Und die Politik versucht nach ihrem Verständnis und in Abhängigkeit von der jeweiligen Regierung die Rahmenbedingungen der Gesellschaft im Spannungsfeld aller beteilten Gruppierungen zukunftsfähig auszugestalten. Den Richtern kommt hierbei die Interessenabwägung zwischen allen Beteiligten unter Beachtung aller Rechtsnormen zu.

Bis es soweit ist, dass rechtskräftige Urteile in Arzthaftungsfällen gefällt werden und sich möglicherweise ein neues juristisches Gleichgewicht durch die richterliche Rechtsprechung hergestellt wird, trägt weiterhin die letztendliche Verantwortung für diagnostische und therapeutische Entscheidungen in Krankenhäusern uneingeschränkt der Arzt und sollte sich an den hippokratischen Grundsatz halten, zuerst einmal nicht zu schaden – primum non nocere.

7 Literaturverzeichnis und Internetseiten

Andreas, M. (2008): „Delegation ärztlicher Tätigkeiten auf nichtärztliches Personal.", ArtztRecht 06/2008, S. 144-152, Verlag für Arztrecht.

BÄK und KV (2008): Persönliche Leistungserbringung - Bekanntmachung, Deutsches Ärzteblatt 2008, 105(41), A-2173-2177.
Online im Internet: http://www.aekwl.de/fileadmin/rechtsabteilung/doc/a2173.pdf

BÄK: Bundesärztekammer
Online im Internet: „Hoppe: Mediziner werden zum Vollzugsorgan der Gesundheitsbürokratie.", Berlin, 24.11.2008.
http://www.bundesaerztekammer.de/page.asp?his=3.71.5877.6799.6831&all=true
(Stand 16.01.2009)

Bergmann, K.O. (2005): Rechtspraxis und Perspektiven. Springer Verlag.
Döhler, M. (1997): Die Regulierung von Professionsgrenzen: Struktur und Entwicklungsdynamik von Gesundheitsberufen im internationalen Vergleich, Frankfurt a. M.

BMG: Bundesministerium für Gesundheit
Online im Internet: „Pflegerform 2008 im Überblick"
http://www.bmg.bund.de/cln_110/nn_1168762/SharedDocs/Standardartikel/DE/AZ/P/Glossarbeg riff-Pflegereform-2008.html
(Stand 16.01.2009)

Bundesgesetzblatt
Online im Internet: „ Gesetz zu Strukturellen Weiterentwicklung der Pflegeverscherung (Pflege-Weiterentwicklungsgesetz)"
http://www.bgblportal.de/BGBL/bgbl1f/bgbl108s0874.pdf
(Stand 16.01.2009)

DeSTATIS: Statistisches Bundesamt Deutschland
Online im Internet: „ Demografischer Wandel in Deutschland - Auswirkungen auf Krankenhausbehandlungen und Pflegebedürftige"
https://www-ec.destatis.de/csp/shop/sfg/bpm.html.cms.cBroker.cls?cmspath=struktur,vollanzeige.csp&ID=10 21808
(Stand 16.01.2009)

DGK: Die gesetzliche Krankenversicherung
Online im Internet: „Gesundheitsreformen. Eine lange Geschichte kurzweiliger Reformen"
http://www.gkv.info/gkv/index.php?id=633
(Stand 16.01.2009)

DIP: Dokumentations- und Informationssystem für Parlamentarische Vorgänge
Online im Internet: „ Deutscher Bundestag. Gesetzentwurf der Bundesregierung: Entwurf eines Gesetzes zur strukturellen Weiterentwicklung der Pflegeversicherung, Drucksache 16/7439 16."
http://dip21.bundestag.de/dip21.web/
(Stand 16.01.2009)

DKI: Deutsches Krankenhaus Institut
Online im Internet: „Neuordnung von Aufgaben des ärztlichen Dienstes", Offermans, O.,
Bergmann, M. DKI-Studie, 2008
http://dki.comnetinfo.de/PDF/Neuordnung-Aerztlicher-Dienst_Langfassung.pdf
(Stand 16.01.2009)

DPR: Deutscher Pflegerat
Online im Internet: „Stellungnahme des Deutschen Pflegerates zum „Ulmer – Papier" des 111.
Deutschen Ärztetages", DPR Presseinformation, 27.05.2008
http://www.deutscher-pflegerat.de/presse.html
(Stand16.01.2009)
Online im Internet: „ Gesundheit: Ausgaben, Krankheitskosten und Personal 2004."
http://www.destatis.de/jetspeed/portal/cms/Sites/destatis/Internet/DE/Presse/pk/2006/Gesundheit/
Pressebroschuere,property=file.pdf
(Stand 16.01.2009)

Flintrop, J. (2008): Arztzahlen: Falsches Signal, Deutsches Ärzteblatt 2008; 105(27): A-1471,
S.1. Online im Inernet: http://www.aerzteblatt.de/V4/archiv/pdf.asp?id=60757

Geiß, K., Greiner, H.P. (2006): Arzthaftpflichtrecht, 5. Auflage, C. H. Beck

Gieseke, S. (2007): „Krankenhäuser: Weiterer Personalabbau.", Deutsches Ärzteblatt 2007;
104(6): A-302.
Online im Interne: http://www.aerzteblatt.de/v4/archiv/pdf.asp?id=54353

Hahn, B. (1981): Zulässigkeit und Grenzen der Delegation ärztlicher Aufgaben. NJW, 37: 1977-
2024.

Kopetsch, T. (2008): „Entwicklung der Arztzahlen: Zahl der angestellten Ärzte im ambulanten
Bereich steigt.", Deutsches Ärzteblatt 2008; 105(19): A-985
Online im Internet: http://aerzteblatt.lnsdata.de/pdf/105/19/a985.pdf

Leidl, R. (2003): *Die Ausgaben für Gesundheit und ihre Finanzierung*, in: F. W. Schwartz
(Hrsg.), Das Public Health Buch, München, 2. Auflage, S. 349 - 366.

Rudolphi, M. (2007): „Folgen der Privatisierung von Krankenhäusern: Die Spielregeln sind
willkürlich.", Deutsches Ärzteblatt 2007; 104(27): A-1956.
Online im Internet: http://aerzteblatt.lnsdata.de/pdf/104/27/a1956.pdf

RWI: Rheinisch-Westfälisches Institut für Wirtschaftsforschung
Online im Internet: "Effizienzreserven im Gesundheitssystem" Materialine, Heft 49, Boris
Augurzky, Harald Tauchmann, Andreas Werblow und Stefan Felder
http://www.rwi-
essen.de/pls/portal30/docs/FOLDER/PUBLIKATIONEN/RWIMAT/RWI_MAT049/M_49_EFFI
ZIENZRESERVEN.PDF
(Stand 16.01.2009)

Schnitzler, J. (2004): Das Recht der Heilberufe: Übersicht, Begriff, Verfassungsfragen

Baden-Baden 2004, zugl. Dissertation Univ. Bremen 2003.

Steffen, E., Pauge, B. (2006): Arzthaftungsrecht: Neue Entwicklungslinien der BGH-Rechtsprechung, 10. Auflage. Verlag Rws Kommunikationsforum.

SVR: Sachverständigenrat zur Begutachtung der Entwicklung im Gesundheitswesen
Online im Internet: „ Sachverständigenrat zur Begutachtung der Entwicklung im Gesundheitswesen - Kooperation und Verantwortung, Voraussetzungen einer zielorientierten Gesundheitsversorgung, Gutachten 2007"
http://www.svr-gesundheit.de/Startseite/Startseite.htm
(Stand 16.01.2009)

Wienke, A., Dierks, C. (2008): Zwischen Hippokrates und Staatsmedizin. Der Arzt am Beginn des 21. Jahrhunderts. 25 Jahre DGMR. Reihe: MedR Schriftenreihe. Medizinrecht

von Weizsäcker E. U. et al. (2006): „Grenzen der Privatisierung Wann ist des Guten zu viel? Bericht an den Club of Rome", Hirzel Verlag, 2006.

WSI: Wirtschafts- und Sozialwissenschaftliche Institut
Online im Internet: „Kliniken: Weniger Pflege für mehr Patienten", BöclerImpuls 11/08, S.6.
http://www.boeckler.de/pdf/impuls_2008_11_6.pdf
(Stand 16.01.2009)

VPU: Verband der PflegedirektorInnen der Universitätsklinika Deutschlands e.V
Online im Internet zu beziehen:" Übernahme ärztlicher Tätigkeiten" Ein Leitfaden, Märzt 2007
http://www.vpu-online.de/de/service/leitfaden.php
(Stand 16.01.2009)

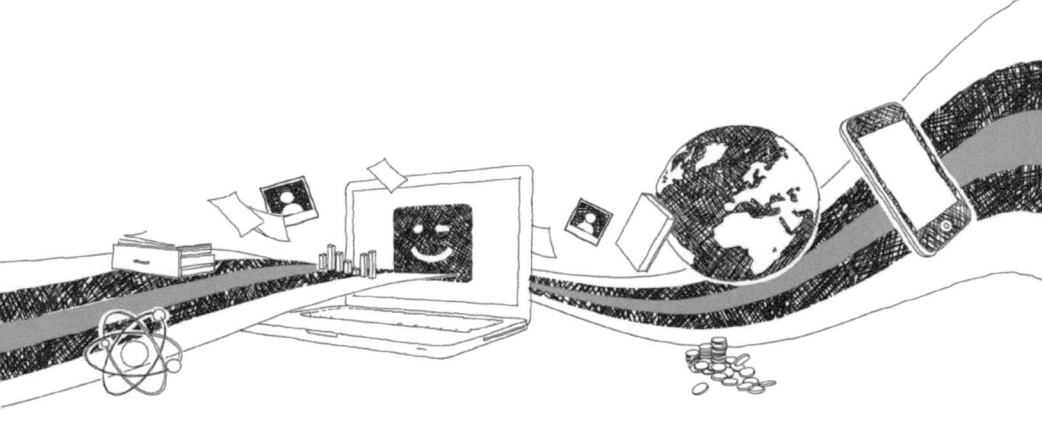
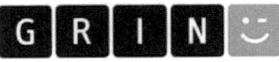